DU DANGER

DES

MÉDICAMENTS ACTIFS

DANS LES

CAS DE LÉSIONS RÉNALES

PAR

Charles CHAUVET,

Docteur en médecine de la Faculté de Paris,
Ancien interne des hôpitaux de Lyon.

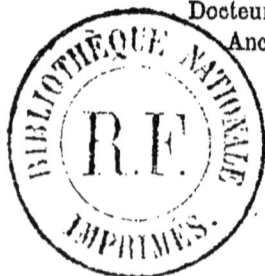

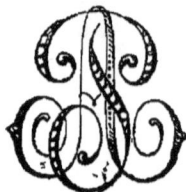

PARIS

A. PARENT IMPRIMEUR DE LA FACULTE DE MÉDECINE

29-31, RUE MONSIEUR-LE-PRINCE, 29-31

—

1877

DU DANGER

DES

MÉDICAMENTS ACTIFS

DANS LES CAS DE LÉSIONS RÉNALES

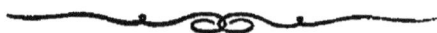

INTRODUCTION.

Dans ses leçons de clinique faites à la Charité (juin 1873), M. Bouchard rapporte deux observations d'intoxication mercurielle terminées par la mort. Les doses de mercure absorbées n'étaient pas en rapport avec la gravité des symptômes observés, mais, dans les deux cas, les lésions rénales que l'on constata à l'autopsie étaient assez étendues pour entraver la fonction éliminatrice du rein, et expliquer ainsi la susceptibilité qu'avaient présentée les deux malades à l'emploi des préparations mercurielles.

Dans ces mêmes leçons, M. Bouchard explique, par le même mécanisme, comment les maladies des reins rendent toxiques les médicaments actifs administrés même à petites doses. Ainsi, chez beaucoup de cardiaques, l'accumulation de la digitale, où les phénomènes toxiques produits par cette substance, peuvent être attribués à la lésion rénale secondaire que l'on observe si fréquemment.

Une communication du même auteur, faite à la Société de biologie en 1876, sur *certaines particularités que présente l'élimination des alcaloïdes dans les maladies des reins*, confirma pleinement l'interprétation des phénomènes d'intoxication donnée précédemment.

Tels sont les faits qui ont été le point de départ de notre travail.

Bon nombre de médicaments ont une action locale sur les reins et peuvent produire, soit de la congestion, soit de la néphrite. Si ces effets viennent s'ajouter à une affection rénale préexistante, les deux résultats s'ajoutent, et il en résulte un plus grand trouble de la fonction urinaire.

Nous ne nous occuperons pas de cette action locale, mais seulement de la gêne que les affections rénales apportent à l'élimination des médicaments et des phénomènes généraux d'intoxication.

La plupart de nos observations sont relatives à des sujets porteurs de reins contractés. Nos recher ches ayant été faites à l'hospice de Bicêtre, nous n'avons pas eu l'occasion d'observer de néphrite parenchymateuse; nous rapportons cependant quelques faits relatifs à cette affection, recueillis en dehors du service. A propos de chacune des substances sur lesquelles nous avons expérimenté, nous indiquons les procédés que nous avons employés pour reconnaître leur présence dans l'urine.

Nous devons ici remercier M. Bouchard : ses bons conseils ne nous ont jamais fait défaut, et c'est avec la plus grande bienveillance qu'il a mis à notre disposition son service, son laboratoire et ses observations.

HISTORIQUE.

Hahn (1) est le premier, croyons-nous, qui ait signalé dans l'albuminurie ce symptôme curieux, à savoir : l'imperméabilité du rein aux odeurs. Il cite une observation d'un goutteux qui prit pendant longtemps de la térébenthine, et dont les urines n'eurent jamais l'odeur de violette.

Guilbert (2) rapporte longuement cette observation. Rayer (3) signale aussi ce symptôme chez deux malades, qui prirent de l'essence de térébenthine et mangèrent des asperges, et dont les urines ne présentèrent jamais l'odeur caractéristique.

M. Corlieu, en 1855, communique à la Société de médecine pratique une observation analogue.

(1) Hist. podag. eminentiss. P. 13.
(2) De la goutte et de la maladie goutteuse. Paris, 1820.
(3) Traité des maladies des reins.

Todd (1) cite un cas d'empoisonnement observé chez un goutteux après l'administration d'une faible dose de poudre de Dower. Le malade était plongé dans une espèce de *léthargie*, les pupilles contractées. L'auteur attribue cette susceptibilité à sa maladie rénale.

A peu près à la même époque, De Beauvais (2) fait à l'Académie de médecine une communication sur ce sujet, dont voici le titre et les conclusions :

« *Du défaut d'élimination des substances odorantes par les urines dans la maladie de Bright.*

Conclusions : 1° le défaut d'élimination des substances par les urines est un signe exclusif, pathognomonique de la maladie de Bright;

2° Le nouveau signe assure, confirme, du premier coup d'œil, la valeur du symptôme albuminurie, le degré et la nature de la lésion anatomique correspondante;

3° A défaut de l'albuminurie, symptôme capital, ou de l'hydropisie caractéristique, la suppression absolue, incurable du passage des odeurs dans les urines, impose à la fois le diagnostic, le pronostic et le traitement. »

Speck (3) signale ce symptôme dans l'albuminurie. Parkes (4) s'étonne de ce que des substances

---

(1) Clinical lecture on certain diseases of urinary organs. London, 1857.
(2) Comptes-rendus de l'Acad. de méd. 1858.
(3) Correspondenzblatt des Vercins für gewiss. Heilkunde, 1859.
(4) On Urine.

qui, ordinairement, passent dans l'urine en lui donnant de l'odeur (térébenthine, asperges), ne produisent pas le même résultat chez les brightiques.

M. Cornil (1) rapporte en quelques mots une observation relative à l'intolérance de l'opium chez une malade brightique. Dans une note, cet auteur ajoute que M. Charcot aurait eu plusieurs fois l'occasion d'observer des faits semblables.

Roberts (2), à propos de la néphrite aiguë, parle de la susceptibilité excessive que les malades présentent pour les médicaments. Il cite un cas d'intoxication mercurielle survenant chez un brightique après l'ingestion de très-faibles doses.

En 1867, Dice Duchworth (3) étudie longuement ce phénomène : il fait de nombreuses expériences et montre que différentes substances, facilement reconnaissables dans les urines, mettent beaucoup plus longtemps à traverser le rein chez les brightiques que chez le sujet sain.

Cl. Bernard démontre expérimentalement le rôle important que joue le rein dans l'élimination des substances toxiques. Chez un animal curarisé, on peut entretenir la vie au moyen de la respiration artificielle ; mais si, auparavant, on lui a pratiqué une double néphrotomie ou une ligature des deux

(1) Mémoires sur les coïncidences du rhumatisme articulaire chronique (*Gaz. med.*, 1864, nᵒˢ 36, 38, 39).

(2) Pratical treatise on urinary and renal diseases. London. 1865.

(3) Observations on the passages of certain substances into the urine in Healty and diseased states of the Kidney (Saint-Bartholo - mews Hospital Reports, T. III, 1867).

uretères, la mort arrive rapidement, l'élimination poison ne pouvant plus se faire par les reins.

Dickinson (1), parlant du traitement de l'albuminurie, signale l'intolérance que présentent certains sujets pour l'opium. Il cite un cas d'intoxication consécutif à l'ingestion de 0,25 centigr. de poudre de Dower.

Les auteurs que nous avons cités jusqu'ici n'ont vu dans les faits qu'ils ont observés qu'un nouveau symptôme de l'albuminurie : les uns croient avoir trouvé un signe pathognomonique de l'altération des reins; d'autres (Dice Duckworth) ont essayé de mesurer, pour ainsi dire, le degré de l'affection rénale par la rapidité avec laquelle les substances ingérées arrivent dans les urines. Todd, Dickinson et Charcot sont les seuls à tirer de leurs observations une conclusion relative à la thérapeutique dans le mal de Bright.

M. Bouchard ayant observé des faits analogues, est le premier qui en tire cette conclusion générale, à savoir : que les médicaments actifs deviennent toxiques, même à petite dose, dans le cas où il y a une altération du rein.

Dans son cours sur les maladies du rein, M. Charcot signale le fait qui nous occupe et cite quelques observations.

M. Ferrand (2), parlant de la cachexie cardiaque,

(1) On the pathology and Treatment of Albumiunria, 1868.

(1) Progrès médical, 1874.

(2) Des indications thérapeutiques fournies pour les maladies organiques du cœur (Bulletin général de thérapeutique, 1874).

recommande de la prudence dans les doses de médicaments administrés.

M. Lancereaux, dans l'article *Pathologie du rein*, du Dictionnaire, dit : « Les médecins anglais ont, en effet, remarqué que l'opium ne réussit pas dans les néphrites, qu'il est dangereux, et ils attribuent ce fait à l'accumulation qui résulterait de la difficulté de l'élimination de cette substance par les reins altérés. Sans rejeter absolument cette explication, je dois avouer que, dans quelques circonstances où il m'a été donné de voir des malades auxquels on avait administré de la morphine ou de l'opium, ces substances m'ont paru produire, non pas des phénomènes de narcotisme, mais bien des phénomènes urémiques ; par conséquent, je tends à croire que l'impossibilité de les supporter tient uniquement à ce qu'elles diminuent ou ralentissent les différentes sécrétions par lesquelles se fait l'élimination des principes excrémentitiels de l'urine. »

Nous aurions pu dans un premier chapitre citer les observations qui ont servi de base à ce travail (observations recueillies au lit du malade, observations citées par les auteurs), nous avons préféré rapporter ces observations dans chacun des chapitres où nous étudions l'élimination de la substance en question. Si nous n'avions pas craint d'être entraîné hors de notre sujet, nous aurions pu citer comme s'y rapportant bon nombre d'observations de rétention dans l'organisme des matières excrémentitielles de l'urine, phénomène parfaitement étudié et qui a été le point de départ d'une théorie sur l'urémie. Nos expériences ne portent que sur un petit nombre de substances médicamenteuses ; nous avons choisi celles qu'il était le plus facile de retrouver ou de doser dans les urines.

Dans les chapitres suivants nous étudierons les modifications que subit l'élimination du sulfate de quinine, du bromure de potassium, de l'iodure de potassium, du mercure, de l'acide salicylique. Nous rapporterons enfin quelques faits relatifs à l'opium, l'atropine, les substances odorantes.

CHAPITRE I.

ÉLIMINATION DU SULFATE DE QUININE.

Le réactif de tous les alcaloïdes est l'iodure double de mercure et de potassium.

Le réactif connu sous le nom de réactif de Mayer est cet iodure à l'état neutre.

Tanret se sert de cet iodure acidifié pour reconnaître dans l'urine la présence de l'albumine. MM. Bouchard et Cadier (1) ont reconnu que le réactif de Tanret précipitait aussi les sels de quinine et qu'il était beaucoup plus sensible que le réactif de Mayer. Ils conseillent d'ajouter au réactif de Tanret un léger excès d'iodure de potassium pour éviter un précipité d'iodure de mercure qui

(1) Note sur la recherche et le dosage des alcaloïdes dans les urines (*Gaz. méd.* de Paris. Novembre 1876).

pourrait se former dans des urines ne renfermant pas d'alcaloïde et faire croire ainsi à sa présence. Le précipité que le réactif de Tanret forme avec l'albumine se distingue de celui formé par un alcaloïde par l'emploi de la chaleur.

Chauffé, le précipité d'albumine augmente tandis que celui formé par un alcaloïde disparaît complètement, l'urine à essayer doit être acide.

Nous ne décrirons pas ici la méthode que nous avons employée pour le dosage du sulfate de quinine dans les urines. Cette méthode très-simple et donnant des résultats d'une grande approximation se trouve exposée dans la *Gazette médicale de Paris* 1876 (1).

Comment se fait à l'état normal l'élimination du sulfate de quinine par les reins? Combien de temps dure cette élimination ? Quelle est la quantité totale de l'alcaloïde que l'on retrouve dans les urines? Suivant M. Gubler (2) la plus grande partie du sulfate de quinine ingéré est éliminé par les reins. Ss présence peut se constater de 20 à 30 minutea après l'ingestion. A partir de la première apparition la quantité de l'alcaloïde augmente pendant quelques heures pour diminuer ensuite. Le deuxième jour on en trouve beaucoup moins, le troisième jour très-peu, très-rarement on en a retrouvé le sixième jour. La quantité de sulfate de quinine retrouvée dans les urines varie de un tiers à trois

(1) Loc. cit.
(2) Commentaires thérapeutiques.

qarts de la masse ingérée. Après l'ingestion de un gramme on en retrouve 50 centigrammes.

Guyochin (1) assigne comme durée à l'élimination du sulfate de quinine de un à quatre jours suivant la quantité absorbée. D'après cet auteur, l'urine contient à peu près la moitié du sulfate ingéré.

Rabuteau (2) indique à peu près les mêmes chiffres. Pour contrôler ces résultats, nous avons fait quelques expériences en employant les méthodes indiquées précédemment. Relatons ces expériences et comparons entre eux les chiffres indiqués par les auteurs et ceux que nous avons obtenus.

Observation I. — M. F. prend un gramme de sulfate de quinine, sa présence est constatée dans les urines au bout d'une heure. 7 heures après l'ingestion l'élimination atteint son maximum pour diminuer ensuite. Au bout de 70 heures l'urine ne contient plus de trace d'alcaloïde.

Obs. II. — Le 18 mars 1877 M. le docteur B. prend un gramme de sulfate de quinine.

25 minutes après on en trouve des traces dans l'urine.

19 mars. — On fait l'analyse de l'urine des 24 heures (460 cc.). On ne trouve que 0,052 milligramme de sulfate de quinine : c'est-à-dire $\frac{1}{19}$ de la quantité ingérée. Cela tient-il l'oligurie fébrile ?

Le même jour un gramme sulfate de quinine,

Le 20. Le soir 0,50 centig. sulfate de quinine.

Le 21. A 7 h. du soir : même prescription.

Le 24. A midi : les urines contienennt encore des trace notables de quinine. A 9. h. du soir plus de traces. Il est pro

(1) Guyochin. Thèse. Paris, 1872.
(2) Thérapeutique et pharmacologie.

bable que la quinine a cessé de s'éliminer entre midi et 9 h. du soir, c'est-à-dire 70 heures après l'administration de la dernière dose.

Obs. III. — Le 19 novembre 1876. M. F., interne provisoire, prend 1 gramme sulfate de quinine.

L'urine est examinée toutes les 5 minutes. A 2 heures 57 minutes, 32 minutes après l'ingestion; 6 cc. d'urine contiennent 0, gr. 0000,28,8 de sulfate de quinine.

A 3 heures	5 minutes,	11 cc. d'urine renfermant	0,0000792
— 3 —	10 —·	7 —	0,0000504
— 3 —	15 —	25 —	0,0001920
— 3 —	22 —	44 —	0,0003168
— 3 —	27 —	51 —	0,0002448
— 3 —	30 —	46 —	0,0002208
— 3 —	33 —	39 —	0,0001872
— 3 —	36 —	44 —	0,0003168
— 3 —	39 —	34 —	0,0002448
— 3 —	41 —	47 —	0,0003384
— 3 —	44 —	46 —	0,0003600
— 3 —	48 —	42 —	0,0003024
— 3 —	52 —	62 —	0,0004464
— 3 —	55 —	45 —	0,0004320
— 4 —	00 —	91 —	0,0010920
— 4 —	4 —	46 —	0,0003312
— 4 —	10 —	57 —	0,0006840
— 4 —	17 —	45 —	0,0008640
— 4 —	28 —	51 —	0,0012240
— 4 —	40 —	57 —	0,0021888
— 5 —	20 —	60 —	0,0047520
— 7 —	45 —	122 —	0,0263520
— 8 —	15 —	30 —	0,0115200
— 8 —	45 —	33 —	0,0126720
— 9 —	15 —	23 —	0,0066240
— 9 —	45 —	24 —	0,0069120
—10 —	15 —	20 —	0,0057600
—11 —	00 —	24 —	0,0069102
—11 —	30 —	22 —	0,0084480

Le 20 :

— 2 —	30 —	118 —	0,0339840

— 7	—	00	—	128 —	—	0,0122880
— 9	—	00	—	87 —	—	0,0167040
—10	—	00	—	61 —	—	0,0058560
—11	—	00	—	71 —	—	0,0102240
Midi			—	62 —	—	0,0119040

La quantité totale de sulfate de quinine retrouvé dans les urines depuis l'ingestion est de 0,1910568.

— 1	—	00	—	77 —	—	0,0036960
— 2	—	»	—	70 —	—	0,0030400
— 3	—	»	—	47 —	—	0,0033840
— 4	—	»	—	49 —	—	0,0035280
— 5	—	»	—	59 —	—	0,0014160
— 6	—	»	—	53 —	—	0,0010176
— 7	—	»	—	108 —	—	0,0031104
— 8	—	»	—	74 —	—	0,0014208
— 9	—	»	—	51 —	—	0,0017088
—10	—	»	—	63 —	—	0,0015120
—11	—	»	—	60 —	—	0,0008640

Le 21 :

— 5	—	»	—	241 —	—	0,0057840
— 8	—	»	—	81 —	—	0,0015552
— 9	—	»	—	25 —	—	0,0003600
—10	—	»	—	53 —	—	0,0008904
11	—	»	—	15 —	—	0,0002160

Depuis hier midi le total du sulfate de quinine retrouvé dans es urines est 0,0355032.

— 1	—	»	—	65 —	—	0,0009360
— 2	—	»	—	40 —	—	0,0009600
— 3	—	»	—	48 —	—	0,0011520
— 4	—	»	—	64 —	—	0,0003072
— 5	—	»	—	54 —	—	0,0002592
— 6	—	»	—	82 —	—	0,0003936
— 8	—	»	—	58 —	—	0,0004176
—10	—	»	—	67 —	—	0,0016080
—11	—	»	—	43 —	—	0,0016512

Le 22 :

— 4	—	»	—	156 —	—	0,0009432
— 8	—	»	—	160 —	—	0,0007680
— 9	—	»	—	25 —	—	0,0001200

Depuis hier midi le total de sulfate de quinine retrouvé dans les urines est 0,0095160.

— 2	—	»	— 216 —	—	0,0010368
— 3	—	»	— 56 —	—	0,0002688
— 5	—	»	— 56 —	—	0,0002016
— 6	—	»	— 57 —	—	0,0001368
— 8	—	»	— 133 —	—	0,0003192
— 9	—	»	— 99 —	—	0,0002376
—10	—	»	— 63 —	—	0,0000000
—11	—	»	— 89 —	—	0,0000000

Depuis hier la totalité du sulfate de quinine des urines est 0,0022008.

Le 23 :

— 3	—	»	— 174 —	—	0,0000000
— 8	—	»	— 160 —	—	0,0001920
— 9	—	»	— 46 —	—	0,0000552
—10	—	»	— 24 —	—	0,0000000

Le total de cette dernière décharge est 0,0002472.

L'élimination a atteint son maximun le 19 à 8 h. 30 du soir, c'est-à-dire 6 h. après l'ingestion de 1 gramme de sulfate de quinine. Au but de 78 h. toute trace disparait. Il se fait plus tard une petite décharge et l'élimination est achevée 90 h. après l'ingestion.

Le total de sulfate de quinine qui a passé dans les urines est de 0,2385240, à peu près le quart de la quantité ingérée.

Les résultats que nous avons obtenus concordent avec ceux des auteurs cités, pour ce qui concerne le moment de l'apparition du sulfate de quinine dans les urines (25 minutes après l'ingestion (V. obs. II et III), la durée totale de l'élimination (trois à quatre jours. V. obs. I, II, III), le moment où cette dernière atteint son maximum (six à sept heures après l'apparition (V. obs. II et III).

Nous ne retrouvons dans les urines que le quart environ de la quantité de sulfate ingéré, tandis que

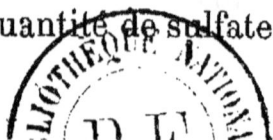

M. Gubler et Guyochin disent qu'on peut en retrouver de un tiers ou trois quarts.

Dans l'obs. II, la faible quantité de sulfate de quinine retrouvée dans les urines pendant les 24 heures qui suivent l'ingestion de un gramme, peut être mise sur le compte de l'oligurie fébrile, mais dans l'obs. III où les urines ont été abondantes et le dosage fait avec le plus grand soin nous en retrouvons à peine le quart. Bien que notre méthode de dosage soit approximative, nous ne pouvons mettre sur son compte l'énorme différence que nous constatons dans les résultats.

Rapportons maintenant les observations relatives à l'élimination du sulfate de quinine dans les cas d'altération rénale.

Les observations IV, V, VI, VII, VIII nous ont été communiquées par M. Bouchard, elles ont été recueillies avant que nous ayons commencé notre travail. Bien qu'incomplètes, elles renferment cependant toutes des résultats concordant avec nos propres expériences.

Obs. IV. — B..., 74 ans. Ulcères aux jambes. Etat scléreux probable des reins. Pas d'albumine dans les urines.

13 octobre. 1876 — 0,50 centig. sulfate de quinine en deux fois, la dernière dose est prise à 7 h. du soir.

Le 14. — 1180 cc. d'urine claire. 0,15 centig. de sulfate de quinine ont été éliminés en 24 h.

Le 15. — 1450 cc. d'urine. Le sulfate de quinine n'a pas été dosé, mais il est en moindre quantité qu'hier.

Le 16. — 1700 cc. d'urine renfermant moins de sulfate de quinine que la veille.

Le 17. — 1830 cc. d'urine. En 24 h. il y a un peu moins de 0,01 centig. de sulfate de quinine d'éliminé par les ruines.

Le 18. — 1900 cc. L'urine de 24 h. contient environ 0,019 milligr. de sulfate de quinine.

Nous ne pouvons préciser la quantité d'alcaloïde qui a passé dans les urines. Remarquons que quatre jours et demi après l'ingestion de 0,50 centig. de sulfate de quinine on en trouve encor des traces très-appréciables.

Obs. V. — P..., 77 ans. Rein sénile. Urine très légèrement albumineuse.

20 octobre 1876. — 1 gramme de sulfate de quinine en trois doses (2 h., 6 h., 8 h. du soir.)

Le 21. — La quantité d'alcaloïde contenue dans les urines peut être évaluée approximativement à 0,01 centig. par litre.

Notons la faible quantité d'alcaloïde retrouvé dans les urines dans le 24 heures qui suivent l'ingestion de 1 gramme de sulfate de quinine.

Obs. VI. — Emphysème pulmonaire. Rein scléreux. Notable quantité d'albumine dans les urines.

13 octobre 1876. — 1 gramme sulfate de quinine.

Le 14. — 1570 cc. d'urine. Le sulfate de quinine contenu dans l'urine n'est pas dosé mais est en très-faible quantité.

Le 15. — Les urines contiennent toujours très-peu d'alcaloïde, 1 gramme sulfate de quinine.

Le 16. — 1780 cc. d'urine. Les urines renferment un peu plus d'alcaloïde que la veille. (Le malade se plaint de bourdonnements d'oreille exagérés.)

Le 17. — 1320 cc. d'urine. 0,13 centigr. de sulfate de quinine éliminé par le rein en 24 h.

Le 18. — Dans l'urine, alcaloïde en quantité fort appréciable.

Obs. VII. — Même malade que dans l'observation précédente.

23 octobre. — 1 gramme de sulfate de quinine.

Le 24. — La quantité éliminée est d'à peu près 0,03 centig. par litre.

Le 25. — 1500 cc. d'urine renfermant 0,045 millig. de sulfate de quinine.

Le 26. — 2190 cc. d'urine renfermant 0,02 centig. de sulfate de quinine.

Chauvet,   2

Le 27. — 1720 cc. d'urine renfermant 0,017 milligr. de sulfate de quinine.

L'élimination a duré au minimum quatre jours et nous ne retrouvons que 0, 112 milligr. de sulfate dans les urines, c'est-à-dire un peu plus de 1/10 de la dose ingérée.

Obs. VIII. — Hypertrophie du cœur sans lésion valvulaire Épistaxis. Urines pâles, abondantes, albumineuses.

23 octobre 1876. 1 gramme de sulfate de quinine.

24. A 10 h. du matin les urines ne renferment pas de trace d'alcaloïde. A midi la quantité peut être évaluée à 0,005 millig. par litre.

25. L'urine ne renferme pas de trace d'alcaloïde.

26. La quantité d'alcaloïde contenue dans les urines est à peine appréciable.

Cette observation est très-remarquable. La quantité d'alcaloïde éliminée en trois jours par le rein, n'atteint pas 0,02 centigrammes. Remarquons aussi que toute trace d'alcaloïde disparaît un jour pour reparaître le lendemain. Nous avons déjà signalé cette espèce de décharge se faisant à l'état normal.

Obs. IX. — Ant. D... 78 ans. Salle Saint-André, n° 21. Cyanose de la face, œdème malléolaire, rein cardiaque. Pas d'albumine dans les urines.

4 avril 1877. Un gramme sulfate de quinine.

Le 5. Même prescription. L'urine des 24 heures n'a pas été recueillie.

La dernière dose de sulfate de quinine est prise à 7 heures du soir.

L'urine du 5 au 6 n'est pas recueillie.

Le 7. 360 cc. d'urine renfermant :

          0,133 milligr. sulf. quinine par litre.

          0,048 par 24 heures.

Le 8. 850 cc. d'urine, col n° 4. D = 1011.

          0,0421 sulf. quinine par litre.

          0,0357   —   en 24 heures.

Le 9. 2600 cc. urine, col. n° 2. D = 1009.

    0,00445 sulf. quinine par litre.

    0,01157   —   en 24 heures.

Le 10. 1810 cc. urine col. n° 2. D = 1008.

    0,0035 sulf. quinine par litre.

    0,0063   —   en 24 heures.

Le 11. 1300 cc. urine col. n° 3. D = 1011.

    Plus de traces de sulf. de quinine.

Le 12. 400 cc. urine, col. n° 4. D = 1020.

    0,0036 sulf. quinine par litre.

    0,00144   —   en 24 heures.

Le 13. L'urine ne contient pas de traces de quinine.

Le 14. Rien.

L'élimination de deux grammes de sulfate de quinine a duré 8 jours. Nous n'avons pas la quantité totale de l'alcaloïde retrouvé dans les urines. Remarquons encore que le septième jour de l'élimination toute trace de quinine disparaît pour reparaître le huitième jour et disparaître définitivement ensuite. Nous avons déjà observé ces sortes de décharges se produisant à la fin de l'élimination chez le sujet sain.

Obs. X. — V. J..., 78 ans. Salle Saint-Foy, n° 22. Rein un peu atrophié. Urines légèrement albumineuses.

6 avril 1877. 700 cc. d'urine, col n° 3. D = 1009. Traces d'albumine. 1 gramme sulfate de quinine.

Le 7. 1180 cc. Urine, col n° 3. D = 1009.

    0, 0206 sulf. quinine par litre.

    0,024308   —   en 24 heures.

Le 8. 880 cc. Urine trouble. D = 1010.

    0,026 sulf. quinine par litre.

    0,02288   —   en 24 heures.

Le 9. 1780 cc. Urine, col n° 2. D = 1008.

    0,0077 sulf. quinine par litre.

    0,013706   —   en 24 heures.

Le 10. 1400 cc. Urine, col n° 3. D = 1009.

    0,0049 sulf. quinine par litre.

    0,00686   —   en 24 heures.

Le 11 1020 cc. Urine trouble. D = 1013.

    0,0016 sulf. quinine par litre.

    0,001632   —   en 24 heures.

Le 12. 850 cc. Urine, col n° 3. D = 1010.

    0,011 sulf. quinine par litre.

    0,00935   —   en 24 heures.

Le 13. 540 cc. Urine, col n° 4. D = 1011.

    Plus de trace de quinine.

Le 14. Les traces de sulf. de quinine ont complètement disparu.

L'élimination de 1 gramme de sulfate de quinine a duré 7 jours.

Nous n'avons retrouvé dans les urines que 0,093424 sulfate de quinine, soit environ 1/10 de la quantité ingérée.

Notons encore que la quantité éliminée chaque jour a suivi une marche décroissante jusqu'au 5e jour ; il y a eu, le 11 avril, une recrudescence, puis la quantité a diminué les jours suivants pour disparaître le 13 avril.

Le malade est mort le 20 avril. A l'autopsie nous avons constaté : reins petits, l'un d'eux présente une cicatrice fibreuse déprimée. La surface n'est pas granuleuse. (L'examen microscopique n'en a pas été fait.)

Obs. XI.— R. F..., 81 ans. Salle St-Foy, n° 16. Affection organique latente. Rein sénile probable. Pas d'albumine dans les urines.

6 avril 1877. Un gramme sulfate de quinine.

Le 7. 230 cc. Urine renfermant :

    0,017 sulf. quinine par litre.

    0,002   —   en 24 heures.

Le malade prend un gramme sulfate de quinine.

Le 8. 590 cc. Urine, col n° 4. D = 1020.

    0,077 sulf. quinine par litre.

    0,045   —   en 24 h.

Même prescription.

Le 9. 550 cc. Urine, col n° 4. D = 1019.

    0,0468 sulf. quinine par litre.

    0,0257   —   en 24 h.

Le 10 et le 11. On ne peut avoir l'urine des 24 heures.

On constate simplement dans l'urine la présence du sulfate.

Le 12. 400 cc. Urine, col n° 4. D = 1018.

    0,0105 sulf. quinine par litre.

    0,0042   —   en 24 h.

Le 13. 130 cc. Urine, col n° 4. D = 1017.

Pas de trace appréciable de sulfate de quinine. Persistance des bourdonnements d'oreille.

Le 14. Les urines ne renferment pas de sulfate de quinine. Les bourdonnements d'oreilles persistent.

Le malade a pris 3 grammes sulfate de quinine 4 jours et demi après la dernière dose ingérée ; toute trace disparaît dans les urines, mais les bourdonnements d'oreilles persistent.

Bien que nous ne puissions pas dire la quantité de l'alcaloïde qui a passé par les reins, nous ferons remarquer qu'elle doit être très-faible, vu que, après le troisième gramme, c'est-à-dire le 9 avril, nous ne retrouvons dans les urines de 24 heures que 0,025 milligrammes de sulfate.

Obs. XII. — T. D'., 68 ans. Salle Saint-André, n° 22. Néphrite interstitielle. Traces d'albumine dans les urines. Quelques rares cylindres hyalins.

Le 11 avril 1877. Un gramme sulfate de quinine.

Le 12. 1280 cc. Urine, col n° 2. D = 1014.

    0,02403 sulf. quinine par litre.

    0,03076 — en 24 h.

Le 13. 1150 cc. Urine, col n° 3. D = 1019.

    0,0147 sulf. quinine par litre.

    0,017 — en 24 h.

Le 14. Un litre au maximum. D = 1014.

    0,00435 sulf. quinine en 24 h.

Le 15. 740 cc. Urine, col n° 3. D = 1020.

Plus de trace de quinine.

Le 16. 850 cc. Urine, col n° 2. Pas de trace de quinine.

L'élimination de un gramme d'alcaloïde a duré 4 jours. Nous n'en avons retrouvé que 0,053 milligrammes dans les urines, c'est-à-dire un peu plus que 1/20 de la dose ingérée.

Obs. XIII. — Z..., 69 ans. Salle Saint-Foy, n° 7. Ancien saturnin. Insuffisance mitrale. Urines albumineuses. (Quelques tubes hyalins et de rares cellules granulo-graisseuses.)

Le 13 avril 1877. Un gramme de sulfate de quinine.

Le 14. 1600 cc. d'urine rose (coloration due à la fuchsine que ce malade prend depuis quelques jours.) D = 1009.

0,0095 sulf. quinine par litre.

0,0152　　—　　en 24 h.

Le 15. 2270 cc. Urine col n° 1. D = 1009.

0,0105 sulf. quinine par litre.

0,0238　　—　　en 24 h.

Le 16, 2100 cc. Urine rose. D = 1008.

0,0036 sulf. quinine par litre.

0,0075　　—　　en 24 h.

Le 17. 2120 cc. Urine rose. D = 1011.

Traces à peine appréciables de sulf. de quinine.

Le 18. Plus de traces.

L'élimination du sulfate de quinine a duré 5 jours, nous n'en avons pas retrouvé 0,05 centigrammes. Notons encore que le maximum de l'élimination a eu lieu le 2ᵉ jour et non pas le premier de l'ingestion.

Obs. XIV. — H. J., 66 ans. Salle Saint-André, n° 28. Sclérose pulmonaire. Rien au cœur. Rein sénile. Pas d'albumine dans les urines.

Le 11 avril 1877. Un gramme sulfate de quinine.

Le 12. 400 cc. Urine trouble. D = 1028.

0,0036 sulf. quinine par litre.

0,0014　　—　　en 24 h.

Le 13. Un litre d'urine au maximum.

0,0042 sulf. de quinine en 24 h.

Le malade prend un gramme sulfate de quinine.

Le 14. 450 cc. Urine, col n° 5. D = 1023.

0,01878 sulf. quinine par litre.

0,00845　　—　　en 24 h.

Le 15. 530 cc. Urine, col n° 3. D = 1023.

0,0177 sulf. quinine par litre.

0,0093　　—　　en 24 h.

Le 16. 250 cc. Urine, col n° 4. D = 1025.

0,0136 sulf. quinine par litre.

0,0034　　—　　en 24 h.

Le 17. 330 cc. Urine, col n° 4. D = 1023

0,0128 sulf. quinine par litre.

0,0042　　—　　en 24 h.

Le 18. 380 cc. Urine, col n° 4. D = 1023.

Pas de trace de quinine.

Notons la faible quantité d'alcaloïde retrouvée dans les urines après l'ingestion d'une première dose de un gramme,

Après une nouvelle dose, les quantités de sulfate retrouvées dans l'urine augmentent un peu, mais sont bien inférieures au chiffre normal.

L'élimination a duré 5 jours, et nous n'avons retrouvé que 0,0286 de sulfate de quinine dans l'urine, à peu près 1/35ᵉ de la quantité ingérée (et encore ne tenons-nous pas compte de la première dose.)

Obs. XV. — D. F., 47 ans. Salle Saint-André, n° 25. Tuberculose pulmonaire. Rhumatisme articulaire chronique avec poussées aiguës. Rien au cœur. Urines contenant des traces d'albumine.

Le 12 avril 1877. Un gramme sulfate de quinine.

Le 13. 800 cc. Urine trouble. D = 1026.

    0,00435 sulf. quinine par litre.

    0,00348   .   —   en 24 h.

Le malade prend un gramme sulfate de quinine.

Le 14. 300 cc. Urine trouble. D = 1024.

    0,0097 sulf. quinine par litre.

    0,00291   —   en 24 h.

Le 15. 250 cc. Urine trouble. D = 1024.

    0,0126 sulf. quinine par litre.

    0,00315   —   en 24 h.

Le 16. 500 cc. Urine trouble. D = 1024.

    0,0075 sulf. quinine par litre.

    0,00375   —   en 24 h.

Le 17. 250 cc. Urine trouble. D = 1030.

    0,0106 sulf. quinine par litre.

    0,00265   —   en 24 h.

Le 18. 220 cc. Urine trouble. D = 1029.

Plus de traces de quinine.

L'élimination de 2 grammes sulfate de quinine a duré 6 jours. Le lendemain de l'ingestion du premier gramme, nous n'en retrouvons pas 0,004 milligr. dans l'urine des 24 heures.

Après l'ingestion d'un second gramme, cette quantité n'augmente pas, mais elle reste stationnaire ou à peu près jusqu'à la fin.

Obs. XVI. — X., 62 ans. Salle Saint-Foy, n° 12. Entre

dans le service pour une hémiplégie récente. Néphrite interstitielle. Les urines contiennent des tubes hyalins et granulo-
graisseux.

Le 13 avril 1877. Un gramme sulfate de quinine.

Le 14. 400 cc. Urine, col n° 3. D = 1009. Pas d'albumine.

0,026 sulf. quinine par litre.

0,0104 — en 24 h.

Le 15. 1240 cc. Urine, col n° 2. D = 1010.

0,0083 sulf. quinine par litre.

0,013 — en 24 h.

Le 16. 800 cc. Urine, col n° 2. D = 1010.

0,0109 sulf. quinine par litre.

0,00872 — en 24 h.

Le 17. 530 cc. Urine, col n° 3. D = 1013.

0,0097 sulf. quinine par litre.

0,0051 — en 24 h.

Le 18. Pas de trace de quinine.

Le 20. Mort.

L'élimination de un gramme de sulfate de quinine a duré 5
jours. Nous n'en avons pas retrouvé 0,04 dans les urines.

A l'autopsie, on a constaté une néphrite interstitielle (Rein
granuleux) avec de nombreux kystes dans le parenchyme
des deux reins.

Résumons nos observations relatives à l'élimination du sulfate de quinine chez les sujets dont les
reins sont altérés.

4 fois (obs. IV, VII, XI, XII) la durée de l'élimination ne s'est pas beaucoup écartée du chiffre normal, et s'est prolongée de 4 jours à 4 jours et demi.

3 fois (obs. XIII, XIV, XVI) l'élimination a duré
5 jours.

Dans les obs. IX, XV, où le malade avait pris
2 gr., elle a duré 6 et 8 jours.

Dans l'obs. X, où le malade n'avait pris que 1 gr.
elle a duré 7 jours.

Enfin dans les 3 autres cas (obs. V, VI, VIII) on ne précise pas le moment où l'on voit le sulfate de quinine disparaître des urines.

Nous avons à noter des irrégularités dans cette élimination. A l'état normal et dans la plupart de nos observations l'urine des 24 heures qui suivent l'ingestion du médicament contient une notable quantité de quinine, puis les jours suivants cette quantité décroît rapidement pour disparaître.

Dans l'obs. XIII ce sont les urines du deuxième jour qui contiennent le plus d'alcaloïde.

Dans l'obs. X, la quantité du sulfate de quinine contenue dans l'urine décroit à partir du premier jour pour augmenter le cinquième jour, puis disparaître ensuite.

Enfin dans les obs. VIII et IX nous voyons se produire ce que nous avons signalé à l'état normal (obs. III) une sorte de décharge : le sulfate de quinine disparaît totalement un jour, puis le lendemain l'urine en contient des traces, finalement toute trace disparaît.

Nous arrivons maintenant au point capital, c'est-à-dire à la constatation de la quantité de sulfate de quinine qui passe dans les urines pendant la durée de l'élimination.

Dans presque toutes nos observations, nous voyons le chiffre du sulfate trouvé dans les urines des 24 premières heures bien inférieur au chiffre normal.

Dans les obs. XIV et XV ce chiffre n'augmente

pas ou n'augmente que peu malgré une deuxième dose.

Dans l'obs. XI, après un troisième gr., on ne trouve que 0,025 milligr. de sulfate de quinine dans l'urine des 24 heures.

Enfin, dans les cas où nous avons pu faire la somme de l'alcaloïde retrouvé chaque jour de l'élimination nous constatons toujours une quantité bien inférieure à la normale. Dans les observations VII, VIII, X, XII, XIII, XIV, XVI, la proportion est de

$$\frac{1}{10} - \frac{1}{50} - \frac{1}{10} - \frac{1}{20} - \frac{1}{20} - \frac{1}{35} - \frac{1}{25}$$

c'est-à-dire bien inférieure à la proportion que nous regardons comme normale $\frac{1}{4}$ et à plus forte raison à celle que donnnent les auteurs $\frac{1}{3} - \frac{3}{4}$.

CHAPITRE II.

ELIMINATION DU BROMURE DE POTASSIUM.

Pour le bromure de potassium, comme pour les autres substances dont nous étudierons l'élimination dans les chapitres suivants, nous ne connaissons pas de procédé de dosage suffisamment rapide et facile pour être employé cliniquement. Nous nous sommes contenté de comparer la durée de l'élimination du bromure à l'état normal et chez des sujets dont les reins étaient altérés.

Le procédé que nous avons employé pour reconnaître dans les urines la présence d'un bromure, est celui que M. Bouchard indiquait dans ses leçons de la Charité :

On remplit aux deux tiers un tube à expérience avec l'urine à examiner, on y ajoute quelques gouttes de chloroforme, on remplit avec une solution d'hypochlorite de soude la moitié de l'espace vide, puis on additionne de quelques centimètres cubes d'acide sulfurique. On agite le mélange en évitant d'émulsionner le chloroforme. Si l'urine contient un bromure on voit le chloroforme gagner le fond du tube avec une coloration jaune orangé.

En faisant les mêmes manipulations avec de l'urine ne contenant pas de bromure, on voit souvent le chloroforme prendre une légère teinte jaune clair produite par le chlore qui se dégage et se dissont dans le chloroforme. Cette couleur jaune clair est bien différente de la teinte orangée produite par le brome.

Suivant l'intensité de la teinte que prend le chloroforme, on peut juger grossièrement si une urine contient plus ou moins de bromure qu'une autre urine.

Combien dure chez un sujet sain l'élimination de cette substance?

Suivant Rabuteau, toute trace disparaîtrait de 15 jours à 1 mois après l'administration de la dernière dose si le malade a été longtemps soumis à cette médication. La plus grande partie du bromure passe dans les urines le premier et le second jour.

M. Bouchard rapporte l'observation d'une jeune femme épileptique qui pendant six semaines environ prit chaque jour 6 grammes de bromure de potassium. Toute trace de ce médicament disparut de l'urine 19 jours après la suppression du médicament. C'est à ce chiffre que nous comparerons les résultats constatés dans le cas d'altération rénale.

La durée de l'élimination est beaucoup plus courte si l'on ne prend qu'une seule dose. Nous avons expérimenté sur nous-même. Voici l'observation :

Obs. XVII. — 12 mars 1877, à 1 heure, nous avons pris 4 grammes de bromure de potassium.

Le 13 et le 14. — Notre urine contient beaucoup de brome.

Le 15, 16, 17, 18. — On n'en trouve plus que des traces de plus en plus faibles.

Le 19 au matin. — Plus de traces.

L'élimination de 4 grammes de bromure de potassium n'a duré que 7 jours.

Obs. XVIII. — M. Edme, 50 ans. Garçon de service. Entré le 25 janvier 1877. Salle Saint-Foy, n° 6.

Ancien alcoolique. Pas d'autres affections antérieures que du rachitisme. Rien au cœur. Jamais d'œdème. Albumine dans les urines. Néphrite interstitielle. L'urine a été examinée au microscope : quelques tubes granulo-graisseux.

26 janvier — 10 grammes bromure de potassium.

Le 27. — Pas de trace dans les urines. Le malade prend devant nous 5 grammes de bromure.

Le 28. — On ne trouve que des traces dans les urines. Nous voyons peu à peu, les jours suivants, augmenter la quantité de bromure éliminée par les urines.

Le 13 février. — Suppression du bromure. Les urines en contiennent une grande quantité.

Les jours suivants on en constate toujours la présence.

7 mars. — Traces d'albumine. Toujours du brome dans les urines, mais en quantité de plus en plus faible.

Le 13. — Traces de brome dans les urines.

Le 17 et 18. — La présence du brome dans les urines est peu marquée par les réactifs, mais nette à l'odorat.

Le 20. — Plus de traces ni à l'odorat ni aux réactifs.

Outre la longue durée de l'élimination du bromure de potassium, nous remarquerons la difficulté que cette substance éprouve à traverser les reins et son apparition lente dans les urines, malgré l'ingestion de doses considérables.

OBS. XIX. — Salle Saint-André, n 7°. Ataxique. Sclérose probable du rein.

Le malade se plaignant de douleurs dans les membres, on prescrit du bromure de potassium qu'il prend pendant deux mois.

Le 31 janvier 1877. — Suppression du bromure. Notable quantité éliminée par les urines.

Jusqu'au 12 février la réaction est très-nette.

Jusqu'au 24. Traces.

Le 26. — Traces très-faibles.

Le 2 mars. — L'urine ne contient plus de brome. L'élimination complète a duré 30 jours.

Nous ne rapportons que deux observations, mais qui sont très-concluantes. Dans toutes deux nous constatons la présence du brome 35 jours (obs. XVIII) 30 jours (obs. XIX) après la suspension du médicament, tandis que chez le sujet sain cette élimination est terminée le vingtième jour.

Notons encore dans l'obs. XVIII la difficulté qu'éprouve le bromure à passer dans les urines; après l'administration de 10 grammes on ne trouve pas de traces de brome, elles n'apparaissent qu'après une nouvelle dose de 5 grammes. Dans une observation que nous avons faite sur nous-même, quelques heures après l'ingestion du bromure, la réaction était nette dans les urines.

CHAPITRE III

ÉLIMINATION DE L'IODURE DE POTASSIUM.

Le procédé que nous avons employé pour constater la présence d'un iodure dans l'urine est analogue à celui que nous avons exposé en parlant du bromure de potassium :

On remplit environ les deux tiers d'un tube à expérience avec l'urine à examiner, on y ajoute quelques gouttes de chloroforme, puis on additionne de 3 ou 4 centimètres cubes d'acide azotique. On agite le mélange ainsi formé de manière à ce que le chloroforme traverse plusieurs fois l'urine en présence de l'acide nitrique.

Si l'urine contient un iodure, l'iode est mis en liberté et vient colorer en rose le chloroforme. La coloration rose du chloroforme est plus ou moins foncée suivant que l'urine contient plus ou moins d'iodure. On peut donc juger grossièrement si une même quantité d'urine contient plus ou moins d'iodure.

Si l'urine est albumineuse le précipité d'albumine n'empêche pas la coloration de se produire.

Suivant Rabuteau la plus grande partie de l'iodure absorbée serait éliminée en 24 heures, une autre partie mettrait 3-10 jours à s'éliminer : 3 jours si on en a pris une dose faible, 10 jours si on en a pris une dose forte (5-10 grammes) ou des doses faibles plusieurs jours de suite.

Nous avons recherché d'abord comment se faisait l'élimination à l'état normal, puis nous avons comparé ces résultats avec ceux constatés à l'état pathologique.

Obs. XX. — Le docteur J..., a pris le 12 mars à 1 heure 2 grammes iodure de potassium.

Le jour même et toute la nuit symptômes d'iodisme.

Le 13. — L'urine du matin contient beaucoup d'iode.

Le 14. — L'urine renferme beaucoup moins d'iode.

Le 15 au matin. — Plus de traces.

L'élimination a duré au maximum 68 heures.

Obs. XXI. — Malade jeune encore, 35 ans. Ancien syphilitique. Pas d'albumine dans les urines.

Du 14 mars au 20 mars, le malade a pris 2 grammes d'iodure de potassium tous les jours.

Le 21. — On suspend l'iodure, le malade en a cependant pris un gramme ce matin. (Total 15 grammes.)

A ce moment l'urine renferme beaucoup d'iodure.

Le 22. — Les urines en contiennant moins que le veille.

Le 23. — Très-faible coloration rosée du chloroforme.

Les urines ne furent plus examinées que le 26 mars, elle ne contenaient pas de traces d'iodure.

L'élimination des 15 grammes s'est donc prolongée 5 jours au maximum.

Obs. XXII. — Même malade que dans l'observation précédente.

Il a pris pendant 8 jours deux grammes d'iodure de potassium chaque jour.

Le 6 avril au matin. — Il en prend encore un gramme (total 17 grammes). On suspend le médicament.

Le 7. — Coloration rouge interne du chloroforme.
Le 8. — Coloration moins prononcée.
Le 9. — Coloration à peine sensible.
Le 10. — Les urines ne contiennent plus de traces d'iodure.
L'élimination des 17 grammes a donc duré 4 jours au maximum.

Nous pouvons donc dire que, après l'ingestion de deux grammes d'iodure de potassium, toute trace de ce médicament disparaît au bout de trois jours. L'élimination se prolonge vingt-quatre ou quarante-huit heures si cette dose a été répétée plusieurs jours de suite.

Obs. XXIII.—J... 35 ans, salle Saint-André, n°7. Ataxique. Rein scléreux. Pas d'albumine dans les urines. (Le malade fait le sujet d'expérience à propos de l'élimination du bromure de potassium. V. Obs. XIX.)
15 mars 1877. — 2 grammes iodure de potassium.
Le 16. — Les urines contiennent beaucoup d'iodure.
Le 17. — La quantité d'iodure contenue dans les urines est à peu près la même qu'hier.
Le 18. — Cette quantité a notablement diminué.
Le 19. — Toute trace d'iodure a disparu.
L'élimination de deux grammes d'iodure a duré quatre jours.

Obs. XXIV. — M. Edme, salle Saint-Foy, n° 6. Ancien alcoolique. Néphrite interstitielle (ce malade fait le sujet d'une observation à propos de l'élimination du bromure de potassium. V. Obs. XVIII).
22 mars 1877. — 2 grammes iodure de potassium.
Le 23. — Les urines renferment beaucoup d'iodure.
Le 24. — A peu près la même quantité que la veille.
Le 25. — Traces d'iodure.
Le 26. — L'urine ne renferme plus d'iodure.
L'élimination de deux grammes d'iodure de potassium a duré 4 jours.

Obs. XXV. — C..., Hugues, 68 ans, salle Saint-André, n°5. Insuffisance mitrale, asystolie. Bronchite légère. Rein cardiaque. Urines très-albumineuses. Tubes hyalins et granulo-graisseux.

15 mars. — 620 cc. d'urine, col. n° 3. D = 1020 renfermant beaucoup d'albumine.

Le 16. — 140 cc. d'urine trouble. D = 1030. Elles contiennent beaucoup d'iodure.

Le 17. — 390 cc. d'urine, col. n° 4. D = 1028. A peu près même quantité d'iodure que la veille.

Le 19. — 460 cc. d'urine, col. n° 4. D = 1022. Traces d'iodure. .

Le 20. — 520 cc. d'urine; col. n° 3. D = 1020. Les traces d'iodure ont disparu.

L'élimination de deux grammes d'iodure de potassium a duré cinq jours.

Obs. XXVI. — D..., Antoine, 78 ans. Salle Saint-André, n° 21. Rein cardiaque. (Ce malade fait le sujet d'expériences à propos du sulfate de quinine. Obs. IX.) Pas d'albumine dan l'urine.

6 mars au soir. — 1 gramme iodure de potassium.

Le 7 au matin. — 1 gramme iodure de potassium.

A midi. — Iodure en assez grande quantité dans l'urine.

Le 8. — Les urines renferment plus d'iodure que la veille.

Le 9. — La quantité est à peu près la même qu'hier.

Le 10. — Les urines contiennent moins d'iodure.

Le 13. — Traces d'iodure.

Le 14. — Plus de traces.

L'élimination des deux grammes a duré sept jours.

Obs. XXVII. — Même malade que dans l'observation précédente.

16 mars. — 2 grammes iodure de potassium.

Le 17. — 230 cc. d'urine, col. n° 4. D = 1022. Les urines renferment beaucoup d'iodure.

Le 19. — 120 cc. d'urine. D = 1021. Toujours beaucoup d'iodure. Prescription : eau-de-vie allemande.

Le 20. — 230 cc. d'urine; col n° 5. D = 1021. Iodure en moindre quantité.

Chauvet. **3**

Le 21. — 80 cc. d'urine, col. n° 5. D = 1024. Traces d'iodure.

Le 22. — Les urines ne contiennent plus d'iodure.

Le 23. — Urines très-peu abondantes, très-foncées. Pas d'iodure.

Le 24. — Même apparence des urines. On retrouve des traces d'iodure.

Le 25, 26 et 27. — Persistance des traces d'iodure.

Le 28. — Les traces d'iodure disparaissent complètement.

Nous voyons l'élimination de deux grammes d'iodure de potassium durer douze jours. Remarquons aussi cette élimination par décharge dont nous avons parlé à propos du sulfate de quinine.

Dans les cas observés chez des sujets affectés de lésion rénale que nous venons de rapporter, nous voyons l'élimination durer quatre jours (obs. XXIII, XXIV), cinq jours (obs. XXV); sept jours (obs. XXVI), douze jours (obs. XXVII). Dans ces cinq observations la durée de l'élimination est plus longue qu'à l'état normal. La grande rapidité avec laquelle l'iodure s'élimine par les urines, explique pourquoi dans les deux premières observations les résultats se rapprochent autant de ceux constatés à l'état normal.

CHAPITRE IV.

ÉLIMINATION DU MERCURE.

Nous ne rapporterons à propos de ce médicament que deux observations qui nous ont été communiquées par M. Bouchard.

Pour reconnaître dans les différents liquides de l'économie et dans l'urine en particulier la présence du mercure, consulter les articles de Byasson dans le *Journal d'anatomie et de physiologie*, 1872 (p. 397-500), et ceux de Bergeret dans le *Lyon médical*, 1873 (p. 82-164).

Obs. XXVIII. Salle Saint-Jean de Dieu, n° 1. R..., Félix, 37 ans, chaudronnier. Entre le 10 mai 1873. Mort le 9 juin 1873. *Lichen syphilitique. Iritis. Stomatite mercurielle. Intoxication mercurielle. Mort.*

Ce malade a eu trois fois des coliques de plomb. Sa dernière attaque il y a un an. Pas d'autre accident saturnin. Aurait eu un chancre il y a 14 ans. Depuis 4 mois perte des forces, de l'embonpoint, teint pâle, œdème des paupières et des malléoles. Eruption qui, actuellement, présente les caractères du lichen.

A l'entrée boursouflement de la face, teint pâle, œdème malléolaire. Rien aux organes profonds. Pas d'albumine dans les urines.

20, 21, 22, 23, 24, 25 mai. Deux cuillerées par jour de liqueur de Van Swieten.

Le 28. Iritis.

Le 29. Friction avec 4 grammes onguent mercuriel.

Le 30. Le malade commence à se plaindre de la bouche.

Le 31. Inflammation plus vive de la bouche.

1 juin. Inflammation plus vive, la salivation commence.

Le 2. Stomatite mercurielle très-intense, toute la bouche est recouverte d'un enduit blanchâtre, joues gonflées, le malade ne peut ni manger, ni avaler. On suspend les frictions mercurielles. Chlorate de potasse.

Le 3. L'état du malade devient inquiétant, le malade ne parle que très-difficilement, haleine fétide.

Le 4. La stomatite est à son comble. Urines très-peu abondantes.

Le 5. Mêmes symptômes du côté de la bouche. Un peu d'anasarque.

Le 6. Amélioration dans la stomatite. 150 cc. d'urine. D=1017. Col. 5,5. Trace d'albumine. Urée, 0,54 centigrammes par jour. Chlore, 0,144. Acide phosphorique, 0,168. Matière extractive, 3,53.

Le 7. Grande amélioration. Salivation moins abondante. 165 cc. d'urine. D = 1018. Col. 5,53. Trace d'albumine. Urée, 0,6072 par jour. Chlore, 0,1947. Acide phosphorique, 0,057222.

Le 8. Le malade n'aurait pas pris son chlorate de potasse. Le gonflement des joues et de la langue a reparu.

Le 9. Le malade est dans le coma. Les joues et les lèvres sont très-gonflées. Agitation. Mort.

Urine, 44 cc. Col. n° 7. Trace d'albumine. Urée, 0,1848 par jour. Chlore, 0,0528. Acide phosphorique, 0,055950. Matière extractive, 1 gr. 10 (1,10).

Autopsie. — Vingt-quatre heures après la mort. Nous ne rapportons que ce qui a rapport aux reins.

En enlevant la capsule fibreuse, on arrache une couche mince, irrégulière de la substance rénale. La surface du rein finement granuleuse, la substance corticale est un peu atrophiée, de couleur jaunâtre. Congestion des pyramides.

Au microscope: atrophie de la substance corticale, les glomérules de Malpighi sont les uns comprimés et leur membrane anhyste est plissée sur elle même, d'autres sont incrustés de dépôts calcaires. Outre ces lésions anciennes il y a des lésions récentes: dans la plupart des canaux contournés de la substance corticale on voit des cellules granulo-graisseuses.

Analyse chimique. — Dans le cerveau on trouve du mercure en quantité très-appréciable et des traces de plomb.

Dans le rein on ne trouve que du mercure.

Chez ce malade l'intoxication saturnine avait causé une lésion chronique du rein qui facilita l'intoxication mercurielle: l'intoxication mercurielle ajouta une lésion récente à la lésion chronique. Ces deux lésions réunies ont amené un notable degré d'imperméabilité du rein, l'urémie en a été la conséquence.

Cette observation très-complète nous montre un exemple remarquable de rétention dans l'organisme de matériaux qui n'ont pu s'échapper par les reins, rétention du mercure qui amène l'intoxication mercurielle et une poussée aiguë du côté du rein, et consécutivement la rétention de l'urée et des matières extractives qui a pour résultat l'urémie.

OBS. XXIX. — Il s'agit d'une jeune femme qui entre dans le service pour une stomatite mercurielle très-intense et au sujet de laquelle le diagnostic n'était pas douteux.

Cette malade n'exerçait pas une profession où l'intoxication mercurielle est facile. De plus elle affirmait n'avoir pris récemment ni pilule ni sirop que l'on pût incriminer. La veille de son entrée elle était venue à la consultation gratuite pour des ulcérations siégeant sur la vulve. On s'était borné à la cautériser au nitrate acide de mercure.

La malade était enceinte, elle avorta, puis mourut. A l'autopsie on trouva deux gros reins blancs. On attribua à cette néphrite parenchymateuse l'intoxication mercurielle facile se traduisant par une stomatite intense.

Ces deux observations sont très-remarquables. On a bien signalé chez certaines personnes une aptitude plus grande à la salivation mercurielle ; mais dans les deux cas que nous relatons, on ne peut invoquer pour expliquer l'intoxication grave et rapide cette *susceptibilité particulière*. Il nous faut une explication plus sérieuse.

Les reins atteints dans le premier cas de néphrite interstitielle, dans le second cas de néphrite parenchymateuse, nous fournissent cette explication.

Cette susceptibilité avait été déjà observée chez les albuminuriques. Les auteurs anglais recommandent d'éviter l'emploi des mercuriaux chez les brightiques, la salivation arrivant plus rapidement chez eux qu'à l'état normal.

Roberts (1) à ce propos signale une observation d'une néphrite aiguë, 2 grains de pilules bleues administrés deux fois en trois jours amenèrent une salivation abondante.

CHAPITRE V.

ÉLIMINATION DE L'ACIDE SALICYLIQUE.

Si l'on verse dans l'urine une solution étendue de perchlorure de fer, il se forme immédiatement un précipité blanc floconneux (phosphate).

Si l'urine contient de l'acide salicylique, ce précipité prend immédiatement une teinte violette dont l'intensité varie avec la quantité d'acide qui se trouve dans l'urine (2).

On est généralement d'accord pour reconnaître que l'acide salicylique apparaît rapidement dans les urines et que son élimination est rapide. Nous fixons le moment de l'apparition et la durée de l'élimination par quelques expériences faites dans ce but chez le sujet sain.

Obs. XXX. — Le 19 mars, nous prîmes 2 gr. d'acide salicylique (midi à 2 heures). Au moment de l'ingestion de la seconde dose on constatait déjà la présence de l'acide dans les urines.

(1) Loc. cit., p. 313.
(2) Si l'urine était alcaline il faudrait avoir soin de l'acidifier au préalable.

A 5 heures du soir, coloration très-foncée des urines par le perchlorure de fer.

Le 20. A 8 h. du matin, même coloration.

A 4. h. du soir, coloration moins foncée.

A 10 h. du soir, coloration très-légère.

Le 21. A 6 h. du matin, traces.

A 9 h. — toute trace a disparu.

L'élimination complète a donc duré quarante-trois heures.

Obs. XXXI. — Le 16 avril, de midi à 9 h. du soir, nous avons pris 8 gr. de salicylate de soude.

Le début de l'élimination par les urines a commencé 25 minutes après l'ingestion.

Le 17. A midi, coloration très-foncée de l'urine traitée par le perchlorure de fer.

A 11 h. du soir, même coloration.

Le 18. A 11 h. du matin, coloration un peu moins foncée.

A 11 h. du soir, coloration très-peu marquée.

Le 19. A 10 h. du matin, plus de coloration.

L'élimination a dû cesser environ à 4 h. du matin, après avoir duré soixante-quatres heures.

Obs. XXXII. — M. H. C. de B... prend le 17 avril, de 1 h. 25 m. à 3 h. 15 m. environ 4 gr. de salicylate de soude ; à 1 h. 50 m., c'est-à-dire 25 minutes après la première dose. Coloration violette des urines traitées par le perchlorure de fer. Bourdonnement d'oreille.

A 3 h. 30 m. Coloration très-intense.

Le 18. La coloration est encore très-intense.

Le 19. A midi, toute trace d'acide salicylique a disparu des urines.

L'élimination de 4 gr. de salicylate de soude a duré quarante heures environ.

Obs. XXXIII. — R. V..., 37 ans, salle Saint-André, n° 18. Ataxie locomotrice.

Le 18 avril 1877. 8 gr. de salicylate de soude.

Le 19. Teinte violette très-foncée des urines traitées par le perchlorure de fer.

Le 20. Traces à peine sensibles.

Le 21. Toute trace a disparu. L'élimination à dû cesser le 20 au soir après avoir duré soixante heures environ.

Nous croyons être très-près de la vérité en assignant quarante-cinq heures à la durée de l'élimination de deux grammes acide salicylique, et soixante-cinq heures celle de 8 grammes de salicylate de soude.

Voici maintenant ce que nous avons constaté dans le cas de lésion rénale :

Obs. XXXIV. — Z..., 69 ans. Ancien saturnin. Actuellement insuffisance mitrale et un peu de bronchite ; teint pâle ; urines albumineuses. (Tubes hyalins et cellules granulo-graisseuses).

14 mars 1877. Acide salicylique 2 gr.

Le 15. 1050 c.c. d'urine. D. = 1010. Albumine. Coloration très-foncée par le perchlorure de fer.

Le 16. 1560 c.c. d'urine. D. = 1009. Albumine. Coloration moins foncée que la veille par le perchlorure de fer.

Le 17. Urines albumineuses : plus de trace d'acide salicylique.

L'élimination totale a donc duré quatre-vingt seize heures.

Obs. XXXV. — Même malade que dans l'observation précédente.

Le 19 mars 1877. 2 gr. d'acide salicylique (midi à 2 heures).

A 6 h. du soir. Précipité très-foncé dans les urines traitées par le perchlorure de fer.

Le 20. A 6 h. du matin, même précipité.

A 9 h.   —   —

A midi,   —

A 6 h. du soir,   —

Le 21. A 6 h. du matin, précipité moins foncé.

A 9 h.   —   —   —

A 6 h. du soir,   —   · —

Le 22. A 6 h. du matin, coloration très-faible.

A 6 h. du soir,   —   —

Le 23. A 6 h. du matin, l'urine ne contient plus de traces d'acide salicylique.

L'élimination totale a donc duré quatre-vingt-huit heures.

Obs. XXXVI. — J..., 55 ans, salle Saint-André, n° 7. Ataxique. Sclérose probable du rein.

Le malade prend, le 3 avril, 8 gr. de salicylate de soude.

Le 4. Même prescription.

Le 5. Suppression du médicament.

Le 6. Précipité très-foncé dans les urines traitées par le perchlorure de fer.

Le 7. Précipité très-foncé.

Le 8. Précipité moins foncé.

Le 9. Précipité beaucoup moins foncé, mais toujours très-net.

Le 10. Plus de traces.

L'élimination de 16 gr. de salicylate de soude a donc duré six jours.

Obs. XXXVII. — K. M..., 69 ans, salle Sainte-Foy, n° 11. Rhumatisme chronique, accès aigu. Rien au cœur. Pas d'albumine dans les urines.

12 avril 1877. 8 gr. de salicylate de soude.

Le 14. Traitées par le perchlorure de fer, les urines donnent un précipité violet très-foncé.

Le 15, La coloration est un peu plus faible, mais pourtant très nette.

Le 16. Traces de coloration.

Le 17. Toute trace a disparu.

L'élimination de 8 gr. de salicylate de soude a donc duré cent huit heures.

Obs. XXXVIII. — M..., Edme, 50 ans, salle Sainte-Foy, n° 6. Ancien alcoolique (v. Obs. XVIII).

17 avril 1877. 8 gr. de salicylate de soude. Le malade a des bourdonnements d'oreilles et est dans un état d'accablement très-marqué.

Le 18. Teinte violette très-foncée des urines traitées par le perchlorure de fer.

Le 19. La teinte est toujours très-foncée.

Le 20. Teinte moins intense.

Le 21. Légères traces.

Le 22. Toute trace a disparu.

Comme dans l'observation précédente, l'élimination a duré quatre jours et demi, c'est-à-dire cent-huit heures.

OBS. XXXIX. — D. F., 47 ans. Salle Saint-André, n° 25, Tuberculose pulmonaire, etc., etc. Urine contenant des traces d'albumine. (V. Obs. XV.)

18 avril 1877. 8 gr. salicylate de soude,

Le 19. Accablement, bourdonnement d'oreille, l'urine trai tée par le perchlorure de fer prend une coloration violette très-foncée.

Le 20. Coloration toujours très-intense.

Le 21. Coloration un peu moins marquée.

Le 32. Traces très-légères.

Le 23. Toute trace a disparu.

L'élimination de 8 gr. salicylate de soude par les urines a duré 5 jours, c'est-à-dire 120 heures.

OBS. XL. — L. F., 36 ans. Ataxique. Lésion de la vessie et probable du rein. Urines alcalines. Albumine. Salle Saint-André, n° 23.

20 avril. 8 gr. salicylate de soude.

Le 21. Urines alcalines. Les urines acidifiées offrent une légère coloration violette.

Le 22. La coloration est plus marquée que la veille.

Le 23. Traces de coloration.

Le 24. ic. id.

Le 25. Traces peut-être un peu plus nettes.

Le 26. Toute trace a disparu.

L'élimination de 8 gr, salicylate de soude a duré 6 jours.

OBS. XLI. — R. F., 8t-Foy, n° 16. Rein senile.(V. Obs. XI).

20 avril 1877. 4 gr, salicylate de soude.

Le 21. Le malade est dans un état d'accablement très-marqué, il répond difficilement aux questions. Les urines traitées par le perchlorure de fer ne présentent qu'une légère teinte violacée.

Le 22. L'état d'accablement persiste. La coloration des urines est plus marquée.

Le 23. Le malade répond mieux aux questions. La coloration de l'urine est moins marquée que la veille.

Le 24. Le malade est dans l'état où il se trouvait avant l'administration du salicylate de soude. Les urines offrent une réaction plus nette que les jours précédents.

Le 25, Légère trace de coloration.

Le 26. Toute trace a disparu.

L'élimination de 4 gram. salicylate de soude a donc duré 6 jours. .

Nous pourrions répéter ici ce que nous avons dit à propos de l'iodure de potassium : l'acide salicylique passant très-rapidement dans les urines, l'élimination doit être beaucoup moins prolongée que pour les substances éliminées plus lentement par cette voie.

Dans les huit observations que nous relatons nous voyons toujours la durée de l'élimination être beaucoup prolongée.

Dans les obs. XXXVIII, XXXIX, nous avons noté en outre un état d'accablement que ces doses ne produisent pas chez le sujet sain. Enfin, dans l'obs. XLI où le malade ne prit que quatre grammes de salicylate de soude, nous voyons l'élimination se faire très-irrégulièrement, durer six jours et être accompagnée de phénomènes toxiques lents à disparaître.

CHAPITRE VI.

Nous réunissons ici des observations diverses recueillies en dehors de notre service et relatives à l'éliminatiou de l'opium et de l'atropine.

Dans tous ces faits les phénomènes toxiques ne

peuvent pas être mis sur le compte des doses administrées, mais doivent être imputés à la lésion rénale que l'on a constatée.

Nous terminerons ce travail par quelques observations sur le passage des substances odorantes dans les urines.

Obs. XLII (1). Le docteur Keen, de Philadelphie, rapporte une observation d'empoisonnement par l'opium chez un Brightique.

Il s'agit d'un homme de 45 à 50 ans, d'apparence robuste, à qui une prostituée fit prendre de l'opium pour l'endormir et le voler ensuite. Cet individu tomba dans un état comateux dont on ne put le tirer et qui se termina par la mort 24 heures après.

A l'autopsie on trouve les reins granuleux (néphrite interstitielle chronique avancée). L'urine était albumineuse.

L'auteur insiste sur ce fait au point de vue médico-légal. Il y eut dans ce cas homicide par imprudence.

Obs. XLIII (2). — Lésions tuberculeuses des reins ; phénomènes toxiques produits par des instillations d'atropine.

MM. Golay et Garcia présentent à la Société anatomique (29 décembre 1876), une observation de tuberculose des organes génito-urinaires. A l'autopsie on constata : Rein gauche très-volumineux, à la surface, tubercules très-nombreux, à la coupe, plusieurs cavernes et semis très-abondant de tubercules. Le rein gauche a l'apparence d'une hydronéphrose, il est converti en une série de grosses cavernes, on trouve quelques débris de la substance corticale et des pyramides, sur un très-grand nombre de points, la destruction du parenchyme rénal est complète.

Pour une iritis du côté droit, on fit des instillations d'atropine. Les auteurs font remarquer comme un phénomène curieux, un commencement d'intoxication atropique (mydriase des deux côtés, sécheresse de la gorge).

(1) Philadelphia, med. Times — in Courrier med. (31 mars 77).
(2) Progrès médical, 7 avril 1877.

Cette altération considérable du parenchyme rénal explique comment de petites doses d'atropine ont amené un commencement d'intoxication.

Si nous cherchons à nous renseigner sur la façon dont se fait par les urines l'élimination des substances odorantes dans le cas d'affections rénales, nous voyons nos observations en désaccord complet avec la plupart des auteurs qui ont étudié ce symptôme.

Hahn, Rayer, Corlieu, de Beauvais rapportent des observations où les urines étaient complètement inodores malgré l'ingestion de substances capables de leur communiquer une odeur caractéristique.

Dice Duckworth n'a pas constaté une imperméabilité complète, mais simplement un retard dans l'apparition de l'odeur.

M. le docteur Strauss nous a communiqué une observation de néphrite interstitielle accompagnée d'accidents urémiques, d'amblyopie, d'éclampsie Chez le sujet de cette observation, après l'ingestion d'asperges, d'essence de térébenthine, on trouva que les urines avaient l'odeur caractéristique.

Nous avons aussi constaté l'odeur de violette dans l'urine de deux malades (néphrite interstitielle) qui prenaient de l'essence de térébenthine.

De cet ensemble de faits nous ne pouvons tirer que cette conclusion, c'est que s'il est des cas où le rein se trouve complètement imperméable aux substances odorantes, le plus souvent du moins cette imperméabilité n'est pas complète.

De Beauvais a donc été trop loin quand il fait de ce symptôme un signe pathognomonique d'altération rénale. Les assertions de Dice Duckworth que nous n'avons pu vérifier nous paraissent plus conformes à la vérité.

CONCLUSIONS.

Toutes les expériences et les observations que nous avons réunies dans ce travail viennent confirmer la proposition de M. Bouchard : *Les maladies des reins rendent toxiques les médicaments actifs administrés même à petite dose.*

Nous avons toujours vu l'élimination de ces médicaments se faire plus lentement dans l'état de maladie que dans l'état de santé.

La durée de l'élimination est d'autant plus prolongée que la substance est plus lente à s'éliminer à l'état normal.

Nos observations ne sont pas assez nombreuses pour que nous puissions dire dans quel genre de maladie du rein l'élimination se fait le plus difficilement ; mais une conséquence logique bien que non démontrée dans ces faits c'est que plus la lésion rénale est avancée, plus lentement se fait l'élimination par les urines.

Dans le cas de congestion du rein sans autre altération, comme on l'observe au début des néphrites ou dans les fièvres éruptives, n'y a-t-il pas au contraire plus grande activité de l'élimination ?

Nous ne pourrions actuellement répondre à cette question.

Nos observations relatives à l'élimination du sulfate de quinine prouvent de la manière la plus nette que non-seulement la durée de cette élimination est prolongée chez les sujets dont les reins sont altérés, mais que la quantité de substance active retrouvée dans l'urine est bien inférieure à celle que l'on trouve dans l'état de santé. Tout porte à croire que cette proposition est vraie pour les autres alcaloïdes que la quinine, et peut s'appliquer aussi aux autres substances médicamenteuses.

Avant donc d'administrer un médicament actif, il sera prudent d'examiner avec soin comment se fait la sécrétion urinaire.

En dehors de tout autre symptôme, l'élimination de substances médicamenteuses se faisant plus longuement ou en plus faibles quantités, suffira pour faire soupçonner une modification de la fonction urinaire.

Comme le fait remarquer l'auteur américain dont nous avons cité une observation, l'état des reins doit être soigneusement noté dans toutes les expertises médico-légales relatives aux empoisonnements par les alcaloïdes et les médicaments dits actifs.

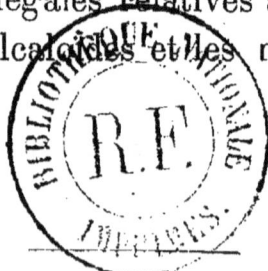

Paris. — A. PARENT, imprimeur de la Faculté de Médecine, rue M.-le-Prince, 29-31.

www.ingramcontent.com/pod-product-compliance
Lightning Source LLC
Chambersburg PA
CBHW071330200326
41520CB00013B/2932